AF573491

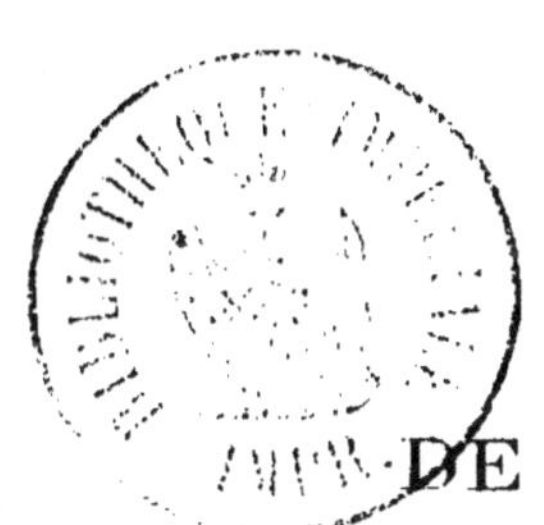

DE LA DIGNITÉ

DE LA

PROFESSION MÉDICALE

DE LA DIGNITÉ

DE LA

PROFESSION MÉDICALE

DISCOURS

PRONONCÉ DANS LA SÉANCE DE RENTRÉE DE L'ÉCOLE DE MÉDECINE
ET DE PHARMACIE DE LILLE, LE 7 DÉCEMBRE 1865,

PAR

Le Dr A. JOIRE

Lauréat de la Faculté de Médecine de Paris.
Professeur à l'École de Médecine et de Pharmacie de Lille,
Ex-Président de la Société centrale de Médecine du département du Nord,
Membre du Conseil central de salubrité du département du Nord.

PARIS
LIBRAIRIE VICTOR MASSON ET FILS
PLACE DE L'ÉCOLE DE MÉDECINE

1866

DE LA DIGNITÉ

DE LA

PROFESSION MÉDICALE

DISCOURS

prononcé dans la séance de rentrée de l'École de médecine
et de pharmacie de Lille, le 7 décembre 1865.

Discite. . . .
. . . quem te Deus esse jussit,
et humanâ quâ parte locatus es in re.
(*Perse, satire* III.)

Il y a, dans la vie, des heures qui laissent de leur passage une trace plus profonde, celle-ci semble destinée à porter pour nous cette durable empreinte. Pour vous elle marque le premier pas dans une carrière que vous avez choisie sous l'empire peut-être de sentiments divers, mais à la suite sans doute de graves et sérieuses réflexions; pour les plus laborieux d'entre vous, elle va servir à la proclamation d'un titre que l'on estime déjà partout à l'égal d'un grade; — l'Ecole de Lille, par le renom de ses fortes études et l'importance de ses concours annuels, a le droit de penser que le titre de lauréat conquis dans son sein sera, pour ses élèves, un témoignage de haute valeur à la confiance de leurs concitoyens; — pour vos maîtres enfin, elle devient l'occasion d'une de ces leçons d'expérience et de vie pratique si essentielles à la jeunesse et en l'absence desquelles, exposée à mille dangers, elle ne s'avance dans sa voie qu'au prix des plus grands efforts et quelquefois de bien des chutes

C'est assez dire que nous déposons en ce moment toute préoccupation scientifique. Nous venons de reprendre tout à l'heure le rude labeur d'une nouvelle année d'études, et une heure de relâche ne nous semble pas interdit; notre parole d'ailleurs, ne s'adresse pas seulement à vous, et on doit s'attendre à nous voir envisager la science à un tout autre point de vue.

La profession médicale dans ses rapports avec la Société moderne pourrait devenir le texte de considérations importantes; c'est une page sur ce sujet que je veux essayer de vous présenter aujourd'hui.

Mon but est de vous donner une haute idée de la profession que vous avez embrassée. Vous n'en connaîtrez la beauté et la grandeur qu'en appréciant bien les devoirs qu'elle impose, et vous n'en avez peut-être pas encore jusqu'ici mesuré l'étendue.

Loin de moi cependant la pensée de faire passer sous vos yeux des motifs de refroidissement et de regret; j'aurais plutôt à vous adresser des paroles de gratitude pour la détermination que vous avez prise. Mais, il faut que vous le sachiez, de même qu'il y a dans nos armées des corps qui ne se recrutent que parmi les hommes éprouvés par la bravoure et le dévouement, il y a de même, dans la société, des carrières qui semblent marquées d'un caractère d'élection, et la médecine peut être considérée comme une cohorte d'élite. Tel est le fait, Messieurs, dont j'entreprends la démonstration devant vous; j'inscris ici pour titre: *De la Dignité de la profession médicale.*

A un autre point de vue, j'ose aspirer à vous intéresser encore, car je vais parler de votre avenir.

L'avenir! mot fascinateur, devant lequel nul regard ne demeure indifférent, nulle attention distraite. Que de fois le jeune homme, à l'abord de la vie publique, s'est efforcé à pénétrer les secrets d'un livre dont les pages ne s'ouvrent jamais qu'une à une à chaque couchant de soleil, jusqu'au couchant de la vie! Eh bien, je viens dire ce que sera cet avenir pour chacun de vous: il sera toujours en rapport avec la mesure de dignité qui brillera dans votre carrière; et si je parviens à démontrer que la dignité dépend de la volonté de l'homme, je pourrai dire que votre avenir, c'est vous qui le ferez.

I.

Notre langue possède bien des termes dont la signification est subordonnée à l'idée dont ils sont le support, et il est d'autant plus nécessaire de les définir d'abord que l'acception qui va leur être actuellement donnée, diffère un peu de celle qu'ils reçoivent communément. Je viens donc, à mon début, vous demander le droit de créer mon vocabulaire; et s'il m'arrivait, dans mon inexpérience, de contrevenir aux prescriptions de la logique, il me resterait, comme à Pénélope, la nuit prochaine pour dévider ma trame.

Je définis la dignité, la valeur de l'homme.

L'homme, considéré en lui-même, tire sa valeur de ce qu'il possède, de son pouvoir plutôt que de ses actes; considéré par rapport à la société, il ne vaut que par ce qu'il donne. De là découle ce fait que la dignité est complètement subordonnée au dévouement, au sacrifice.

On conçoit qu'au point de vue de l'économie sociale, il doive en être ainsi; car si la dignité, sous une autre acception, peut être définie le témoignage de vénération rendu par l'homme à l'homme, le dévouement à la société doit seul en être l'objet.

Tout acte qui n'a pour fin que l'intérêt personnel n'a pas droit à ce titre, et quiconque fait valoir à cet égard les sacrifices dirigés uniquement par l'égoïsme, commet une erreur; la société ne lui doit rien, il n'a rien fait pour elle.

Le dévouement se déploie dans une double sphère; celle de la famille et celle de la société.

Le dévouement à la famille semble tout spontané et comme d'instinct; il est aussi le plus ardent et le plus fort. Cependant, par une admirable économie de la Providence, il coûte moins à l'homme; et cela devait être, la conservation de la famille en dépend. C'est là que nous voyons l'expression du sacrifice portée à ses dernières limites : la vie de la mère est prête à se donner, quand il le faut, pour mettre au jour l'être fragile formé dans son sein ; le père n'hésitera pas à se dévouer pour sauver, dans le danger, ceux qui lui doivent déjà la vie ; et les poignantes angoisses qu'éprouvent l'un et l'autre à la vue d'un péril qui menace leurs enfants témoignent assez de la prédominance d'un sentiment dont rien au monde ne pent balancer l'énergie, puisqu'il surmonte celui de l'existence,

Mais ce dévouement si étendu qu'il soit, n'a pas droit encore aux honneurs de la dignité publique.

L'homme, borné dans le temps, se perpétue par la famille, et l'amour qu'il porte autour de lui, n'est que l'expansion de l'amour de lui-même ; ce ne serait donc qu'une forme d'égoïsme. Là, d'ailleurs, il reçoit, dans le cercle restreint où s'est déployée sa sollicitude, l'hommage d'une vénération et d'un respect qui n'a nulle part une plus haute expression ; grande est la dignité de l'homme dans la famille : il en est le fondateur et le soutien ; là, il est maître, il est roi, et, pour tout dire d'un seul mot, il est père.

Cependant la famille élève des enfants pour la société et l'homme alors travaille aussi pour elle, puisqu'il accroît le nombre des membres destinés à la servir.

La société ne peut être indifférente à un aussi haut intérêt ; aussi, dans tous les temps, a-t-elle entouré de ses respects les hommes qui ont donné à l'Etat de nombreux et dévoués serviteurs ; et quand ceux-ci se sont distingués par des actions utiles et ont brillé par d'éminentes vertus, on a vus leurs mères, à l'exemple de Cornélie, les montrer avec orgueil comme leurs plus chers trésors.

Le dévouement, réalisé au sein de la société, est d'un ordre tout différent ; le sentiment affectif que nous venons de rencontrer si puissant n'apparaît plus ici ; le premier et le plus puissant mobile des actes de l'homme, celui qui lui est le plus naturel, c'est l'amour de lui-même.

L'homme livré aux inclinations de sa nature , est peu sympathique à l'homme ; il n'aime ce qui l'entoure qu'en proportion de ce qui peut converger à son profit ; jamais l'amour d'autrui, jamais un intérêt étranger ne pourra contrebalancer un instant le moindre de ses avantages ; et le dévouement gratuit de sa part ne peut être que le fruit d'un effort, d'une réaction contre l'égoïsme ; de là vient que la société attache à cet acte un cachet de grandeur et qu'elle le rémunère par le témoignage d'estime le plus élevé dont elle dispose.

L'idée de la dignité est donc inséparable de celle du sacrifice ; et cette auréole d'honneur imprimé au front de l'homme devient, dans l'économie sociale, le mobile du dévoûment.

L'une des plus fortes passions de l'homme, l'amour de la gloire, sert alors de contre poids de l'égoïsme ; et, selon la mesure prédominante de ce sentiment, il ira, pour conquérir l'honneur, jusqu'au sacrifice de la vie, entrevoyant après lui le rejaillissement de ses rayons sur son nom et sur sa famille.

Mais, il faut le remarquer, l'énergie de ce mobile n'est pas constamment et partout la même : son influence bien souvent se montre subordonnée aux courants de l'opinion dans l'atmosphère sociale.

L'amour de la gloire et de l'honneur suppose la répression des passions basses et communes ; ce sentiment ne subsiste qu'à la condition de dominer tous les autres ; aussi ne l'attendez pas d'un peuple que l'intérêt dirige : La gloire, a dit un écrivain, ne représente rien, où l'or représente tout. Vous le chercherez en vain chez une nation corrompue ; il n'y a là de vie que pour les sens et d'ardeur que pour les plaisirs grossiers, le dévoûment est chose tout-à-fait inconnu, et un poète peut alors, sans rougeur au front, écrire ce vers :

« L'honneur est un vieux saint que nous ne chômons plus. »

Mais il faut à la vie sociale autre chose que ces actes frappants par l'éclat de leur grandeur ; les dévouements obscurs et ignorés qui sont de tous les instants et constituent pour ainsi dire, la sauvegarde de la société demeurent, pour la plupart, sans rémunération et sans fruits personnels ; et bien que de notre temps la sollicitude du pouvoir en saisisse au passage quelques-uns qu'elle honore d'un hommage public, il faut dire qu'il en est bon nombre et des plus généreux qu'elle ne découvrira jamais.

La science qui se nomme *positive*, méditera longtemps encore sur l'essence des mobiles qui déterminent les dévouements à la société ; considérant l'homme dans les conditions de sa nature, elle n'aboutit et n'aboutira jamais qu'à une formule plus ou moins dissimulée de l'amour-propre ; et, de ce point de vue, quand elle voit passer devant elle ces sacrifices de toute sortes, si multipliés et si grands à la fois, elle demeure saisie d'un étonnement qui semble dire qu'elle n'en trouve pas les éléments dans l'homme tel qu'elle l'a conçu ; et elle est tentée de les attribuer à l'influence de je ne sais quoi, qu'il tient de son organisation.

Qu'elle continue donc, je l'en convie, à rechercher le vrai point d'appui du sacrifice dans la société ; qu'elle jette les yeux dans le passé, qu'elle regarde de tous côtés dans le présent, et si elle découvre un jour, dans quelque coin du globe, un peuple qui soit parvenu à faire pratiquer le dévouement à autrui sans nulle arrière-pensée d'avantage personnel, à donner du sacrifice l'idée la plus sublime au point de l'élever au charme de l'amour, elle doit aussitôt scruter les bases d'un pareil établissement, s'enquérir à tout prix de son organisation et répandre partout le bienfait d'une pareille lumière *comme la véritable théorie du progrès.*

Je m'arrête dans la pensée d'avoir suffisamment montré, du point de vue où je me suis placé, la connéxion, au sein de la société, de la dignité et du sacrifice.

II.

Dans la méditation du sujet qui m'occupe, je m'étais proposé, et je m'en promettais un vrai plaisir, de faire passer sous vos yeux les carrières diverses représentées dans le corps social et d'en faire ressortir les traits de grandeur, mesurés toujours au niveau du sacrifice qu'elles imposent et des services qu'en recueille la société elle-même. Le temps que votre bienveillante attention me concède, ne me le permet pas; je suis forcé de le consacrer tout entier à vous montrer les diverses phases de notre carrière professionnelle, vous laissant le soin d'apprécier ensuite s'il nous revient en effet quelque mérite.

Durant le cours des dernières années que vous venez de compter, Messieurs, il s'est rencontrée une heure bien grave, bien solennelle : c'est celle où vous vous êtes posé sérieusement une question à laquelle forcément vous avez dû répondre; que vais-je faire? que vais-je devenir?

Sans doute, avant le moment de sa solution, cette question a dû bien des fois passer devant vous, et à travers les carrières nombreuses dont vous aviez sous les yeux les types divers, malheureux ou prospères, obscurs ou brillants, entourés d'indifférence ou couronnés d'honneurs, votre imagination a dû longtemps flotter indécise. De temps en temps, je suppose, certaines figures préférées apparaissaient dans vos rêves d'avenir; sous l'empire des exemples de dévouement et d'abnégation que vous avez admirés, sous l'œil de vos maîtres, dans les grands hommes de tous les temps, vous avez salué de vos sympathies l'idée de pareilles carrières, et vous inclinez facilement vers celles qui semblaient les plus dignes et les plus justement honorées; enfin, l'heure venue d'une résolution décisive, vous avez choisi la nôtre.

Mais, laissez-moi vous le demander, vous êtes-vous déterminés en pleine connaissance des choses? en abordant la carrière médicale, en avez-vous bien apprécié toutes les charges, ou n'en avez-vous vu que les côtés faciles et les rares, les trop rares agréments? A quels mobiles avez-vous cédé dans votre détermination? dans quelle disposition d'esprit demeurez-vous en ce moment?

Ces diverses questions, ce semble, méritent bien de nous arrêter un instant, et leur examen ne trouve, nulle part, sa place mieux marquée.

Il en est parmi vous, sans doute, qui ont obéi à de nobles et généreux sentiments; qui sont venus avec la ferme volonté d'accepter la voie pénible de l'abnégation et du sacrifice, et qui voient dans l'avenir, comme dédommagement de leurs travaux, l'auréole de dignité dont la société couronnera leur nom.

D'autres, plus libres, et moins soucieux des hautes célébrités, entraînés par l'attrait d'un dévouement plus pur, acceptent, quoiqu'il arrive, toutes les charges de la carrière, et, contents d'un rôle modeste mais utile, consentent à n'avoir pour champ de travail qu'un espace étroit et obscur où ils recueilleront amplement les témoignages de gratitude de cœurs sincères et dévoués, mais impuissants à créer le prestige d'une réputation vaste et brillante.

Quelques déterminations peut-être ont été le fruit de considérations plus intimes : la perte d'un père, d'une mère, considérée comme imminente, a été conjurée sous leurs yeux par la science et le dévouement; et, à la vue de pareils bonheurs, qui sont pour nous des actes de tous les jours, il se sont écriés, dans un généreux et digne élan : Moi aussi je veux être médecin !...

Ah! qui que vous soyez qui avez cédé à de pareils entraînements, soyez les bienvenus. Vous pourrez ne voir se réaliser qu'une partie de vos perspectives; mais vous acceptez les charges de notre position, vous ne reculez pas devant le sacrifice qu'elle impose, vous n'avez pas d'illusions, et les tableaux qui vont passer tout à l'heure devant vous ne vous feront pas changer; encore une fois, graces vous soient rendues.

Mais des sentiments différents ont peut-être pesé dans la détermination de plusieurs; vous avez fermé les yeux devant les rigoureuses exigences qui nous incombent, et considérant comme des conquêtes faciles les places les plus élevées et les plus brillantes, vous n'avez vu dans la médecine que le chemin de la fortune, de la considération et des honneurs.

Grande est votre erreur, Messieurs; si tels sont vos sentiments, je ne crains pas de le dire, de cruelles déceptions vous attendent; et je vous adjure de vous arrêter un instant avant de faire encore un seul pas vers nous; car, si vous nourrissiez toujours de pareilles idées, je craindrais pour vous-mêmes, je tremblerais pour l'honneur de ma profession, pour la société.

Et ne croyez pas d'abord, quel que soit votre choix, faire votre place dans le monde sans labeurs et sans peines; les apparences sont bien souvent trompeuses, et ceux-là mêmes que la fortune, comme on dit, semble s'être complue à accabler de ses faveurs ont eu à dévorer bien des amertumes secrètes. C'est chez nous moins qu'ailleurs qu'il faut chercher bien-être et richesse faciles; et quiconque sent en lui-même l'antipathie du sacrifice doit partout ailleurs chercher sa voie.

L'expérience démontre que c'est parmi ces hommes que se rencontrent les caractères les plus dangereux pour l'honneur de la profession. Ils ont pu, à leur début, conserver quelque temps le respect d'eux-mêmes; mais bientôt, découragés et déçus dans leurs rêves de fortune, manquant de cette vertu des grands cœurs qui accepte sans amertume le travail et le dévouement alors même qu'ils sont rémunérés par l'ingratitude et l'oubli, ils jettent au vent des viles passions un reste d'honneur, et nous présentent l'aspect de ces tristes défections dont les exemples autour de nous sont malheureusement loin d'être rares.

La mauvaise foi et l'audace sont appelées alors au service d'une intelligence heureusement douée qui a manqué de courage pour attendre le succès du travail et du temps; et le médecin, l'homme du dévouement par excellence, devient le charlatan éhonté qui ne craint pas de traîner dans la poussière des places publiques l'honneur et les insignes d'une belle dignité sociale, et qui, à la face de tout un peuple étonné de tant d'impudence, vient, au moyen d'annonces mensongères et de réclames absurdes, exploiter autour de lui la crédulité vulgaire et la faiblesse d'esprit, et s'engraisse, pendant de trop longs jours, du prix des sueurs du pauvre et du pain de ses enfants.

Vous trouverez là aussi les adeptes de ces déloyautés professionnelles qui se révèlent à nos regards sous des formes si multipliées et si étranges , et qui tous, sous le voile parfois des plus purs sentiments, portent écrit sur un front de bronze : *défaillance de l'honneur.*

Tels seraient, Messieurs, les dangers d'une préoccupation tout empreinte d'égoïsme qui aurait présidé à votre entrée dans notre carrière. Avant d'aller plus loin, sondez un peu votre cœur, et si vous n'y trouvez pas assez de vertu pour accepter tous les sacrifices, assez de volonté pour résister aux entraînements des viles passions, ah ! reculez plutôt ; quoique vous fassiez dans le monde, quelque place que vous y preniez, vous serez toujours plus heureux que dans une profession où on peut faire tant de mal quand on ne fait pas tout le bien qu'elle réclame.

Mais attendez ; je veux vous montrer les diverses situations que peut présenter l'exercice de la profession médicale, et, tout à l'heure, après cette rapide revue, vous prendrez votre parti.

III.

Je vous considère sorti triomphant de toutes les épreuves scientifiques qui ont donné à vos maîtres le témoignage de votre aptitude ; vous avez conquis, après de longues années de travail, ces grades qui vous supposent capables de porter le fardeau d'une responsabilité quelquefois bien pesante. Chacun de vos actes, va devenir. dans le monde, l'objet de scrupuleuses et délicates investigations ; de vos premiers pas qui seront ou des succès ou des revers dépendra, peut-être, votre avenir tout entier. Et cependant, jeune et sans expériences, comment subirez-vous ces épreuves ? Qui vous mettra en garde contre la présomption et l'imprévoyance, écueils ordinaires de votre âge ? Des malheurs, des déceptions peut-être, vous attendent au seuil de la carrière ; mais rappelez-vous que quelque grands que soient les revers, vous avez dans vos mains le moyen d'en conjurer, en grande partie du moins, le danger.

La société pardonne beaucoup à qui lui donne beaucoup ; et, si sévère qu'elle soit dans ses arrêts, elle ne cesse jamais d'être mère à l'égard de ceux qui se dévouent pour elle. Assurez donc le succès de votre avenir par le sacrifice.

Quel que soit le lieu dont vous aurez fait choix, le séjour d'une grande cité ou la résidence d'une modeste bourgade, vos premières années seront toujours les plus pénibles et les plus difficiles ; vous n'aurez d'abord à répondre qu'à l'appel des classes indigentes, et n'aurez à attendre, en retour de vos fatigues, que de bien faibles dédommagements.

Mais votre rôle quelquefois sera différent dans les soins donnés au paûvre et dans votre dévouement mis au service du riche ; vos consolations et vos joies seront également diverses.

Près du premier, dès qu'apparaît de votre part un sentiment de sympathique intérêt, sa confiance vous est acquise toute entière ; votre entrée dans la famille est pour tous un instant de bonheur, et si des inquiétudes sérieuses planent sur le sort d'un de ses membres, vos paroles affectueuses bien souvent les dissipent en attendant que votre science ait pu conjurer le mal et ramener autour de vous sérénité et bonheur.

Je doute fort que, dans vos heures de plaisirs, vous goûtiez jamais une satisfaction égale à celle que procure à votre dévouement la reconnaissance du pauvre. Et quand arrive un revers, quand vos efforts sont demeurés impuissants devant les ravages d'une maladie dont la mort est devenue le terme, ne croyez pas qu'on vous impute là ce désastre, comme l'ignorance le fait parfois ailleurs; témoin de votre douleur la famille du pauvre oubliera un instant la sienne pour exonérer votre responsabilité d'un résultat funeste. Vos peines de ce côté ne seront pas payées du moins par l'indifférence et l'oubli.

Mais les services rendus au peuple reçoivent parfois plus tard une autre récompense ; le témoignage de sa confiance envers le médecin se renouvelle volontiers dans les circonstances de la vie publique, et c'est pour nous un titre d'honneur dont nous avons droit d'être fiers.

Le rôle du médecin là ou règne l'aisance et la fortune rencontre parfois, il faut le dire, des dispositions tout autres.

Sans doute les égards et le respect ne vous feront pas défaut, mais vous arriverez avec plus de peine à obtenir cette confiance dont vous étiez ailleurs en pleine possession. On discute vos décisions avant de les accepter ; on est bien aise de montrer qu'on n'est pas étranger aux connaissances médicales ; pourvu du bagage scientifique puisé très-légèrement dans ces livres qui prétendent mettre toutes les connaissances humaines à la portée de toutes les fantaisies, on prend le droit de libre examen ; on veut raisonner avant de se soumettre, et pour fronder la foi médicale on se targue parfois des propos de la malveillance qui imputent à certains médecins l'incrédulité de leur science.

Mais les notions incomplètes de l'homme du monde entraînent parfois, avec le naufrage de la confiance, une appréhension et une frayeur de la maladie portées aux dernières limites. Nous voyons des hommes d'une haute intelligence et même des vrais savants, concilier dans leur esprit, — je ne sais comment, en vérité, — le dédain de la science médicale avec la crédulité du bon homme dans les conseils du premier venu.

On prend plaisir à répéter toutes les facéties dont les travers de nos confrères de l'autre siècle ont été l'occasion, et, que l'on soit malade ou non, on va le soir au théâtre applaudir aux traits d'esprit décochés contre les médecins pour le lendemain réclamer dans le salon les conseils d'un habile faiseur.

Notre dignité, on le conçoit, ne subit pas ces épreuves sans ressentir quelque atteinte ; le médecin est peu honoré là où on n'apprécie pas l'importance des services qu'il peut rendre, et il doit réagir contre de pareilles impressions par un redoublement de travail sérieux et un surcroit de dévouement à la société.

Mais votre devoir ne vous appelle pas seulement à traiter des malades, il a un autre but également utile qui s'exerce bien plus dans la médecine du pauvre que dans celle du riche ; c'est celui de prévenir la maladie en éloignant les causes capables d'altérer la santé.

Le médecin hygiéniste a, de ce côté, une mission importante à remplir ; il doit agir par ses conseils et ses sollicitations sur l'ouvrier, à l'effet de le soustraire à toutes les influences désastreuses qui l'entourent, le convier à la sobriété et à la régularité dans l'usage des aliments, le prévenir du danger de l'abus des boissons enivrantes, cause si fréquente de ses malheurs sous tous rapports, lui signaler le danger de la concentration de l'air dans sa demeure, celui de l'encombrement et de la malpropreté ; lui insinuer l'esprit de prudence dans ses travaux de l'atelier et le danger de ces brutales machines qu'il ne faut jamais approcher qu'en tremblant ; enfin, quand un déplorable accident vient frapper l'incurie et l'insouciance, appelé aussitôt à intervenir pour limiter autant qu'il peut et réparer le désordre produit, le médecin doit du moins tirer parti de l'irréprochable malheur et le produire en leçon préventive au profit de l'inexpérience.

Que de malheurs pareils frappent tous les jours nos regards, qui sont le fruit de l'incurie de l'ouvrier plutôt que de la négligence des chefs d'atelier !...

Après cette vue générale de la carrière du médecin, voyez-le sur des théâtres spéciaux, attaché à une catégorie de misères humaines. Vous n'en trouverez aucun où il n'ait à pratiquer cet oubli de lui-même et ce rôle d'abnégation qui lui est propre.

Considérez-le au service de ces asiles de la souffrance et du malheur, où il aime tant à déployer les ressources de son intelligence, j'allais dire de son génie, soit pour découvrir de nouveaux remèdes à opposer à des maladies mieux connues ou à des formes plus graves, soit pour inventer ces innombrables machines destinées à corriger les difformités des blessures, soit enfin pour créer des opérations nouvelles, nécessitées par ces nouveaux engins de mort que les perfectionnements de la mécanique et les progrès de l'art de la guerre ont produits.

Et ici, on le voit, le médecin n'a plus seulement à lutter par le dévouement, c'est la lutte de l'intelligence qui veut s'élever à la hauteur des dangers de l'homme et qui appelle à son aide le génie de la mécanique pour conjurer les ravages que produisent, dans leurs jeux violents, les inventions nouvelles de la mécanique elle-même.

Mais voici un autre milieu où son zèle va se déployer sous une forme différente encore ; ce ne sont plus seulement les misères physiques qui vont frapper ses regards, il aura en même temps devant lui le spectacle des misères morales.

Le médecin des Asiles pénitenciers et des prisons n'a plus seulement la mission qui lui incombe ailleurs, il doit en remplir une autre.

Outre la science médicale, il doit ici invoquer à son aide les connaissances de l'hygiéniste ; il est appelé à intervenir souvent pour prévenir autour des malheureux confiés à ses soins l'apparition de ces maladies meurtrières qui naissent du défaut d'une aération suffisante, se combinant avec l'encombrement et la malpropreté individuelle.

Mais il ne peut considérer sans pitié le sort de ces êtres aussi malheureux que coupables, qui ne doivent trop souvent cette triste situation qu'aux vices d'une éducation sans principes et aux désastres d'une littérature criminelle ; et alors que tout ce qui les entoure ne leur laisse que des impressions odieuses, ils voyent du moins une figure que leur enfance a appris à respecter et peut-être à bénir.

Le prisonnier se rappelle qu'autrefois, dans une pauvre et triste demeure, un médecin a visité son père malade, a consolé sa mère et que lui petit enfant, sur son passage, a été salué de son sourire. Le médecin, dans sa pensée, est toujours un être consolateur ; bien qu'il n'ait jamais vu celui de la prison, il va à lui avec confiance, en fait le confident de ses peines ; et quelquefois, lorsque dans ces heures sinistres d'exaspération et de délire, il semble avoir rompu tout frein, quand il demeure rebelle à la voix de ceux qui sont commis à sa garde, il cède et se soumet à la voix du médecin.

Mais avouez du moins que de la part de celui-ci il faut autre chose que de l'égoïsme, et que la vie d'un pareil milieu exige bien quelque abnégation.

Cependant, nous l'avons vu, le zèle exercé là n'est pas sans consolation. Tout sentiment affectif n'est pas banni de ces cœurs qui semblent presque inaccessibles aux impressions élevées; et parce que peut-être les consolations et les témoignages d'intérêt leur sont rares, la moindre parole sympathique attire de leur part reconnaissance et respect.

Il est un autre cercle où se passe quelque fois la vie du médecin et où il ne rencontre même pas ce dernier sentiment. Sa mission l'appelle à observer et à guérir non-seulement les maladies du corps, mais aussi les affections de l'âme, dans ces asiles où apparaît la misère de l'homme à son extrême limite. Que dis-je? ce n'est plus l'homme que l'on voit, ce n'en est que la figure; c'est l'être humain au dernier degré de sa décadence.

L'animal considéré dans la sphère de son espèce est beau et parfait parce qu'il possède les prérogatives de l'instinct que lui a départi le Créateur. Mais que voulez-vous que soit l'homme privé de l'intelligence, qui n'a plus même le dernier degré de l'instinct, celui de la conservation?

Le principe qui préside à la vie, l'âme est encore présente au corps; mais, comme l'a dit un grand écrivain, elle y est enchaînée, comme dans une prison, et rien que la vie du corps ne traduit sa présence.

Eh bien, jugez ce qu'il faut au médecin d'abnégation, pour vivre sans cesse au sein d'une pareille société et avec l'assurance de ne recueillir de tous côtés autour de lui que dédain et ingratitude. Mais aussi, quelle œuvre immense pour qui comprend la grandeur et l'étendue de sa mission! Ses soins pour conserver la santé doivent être d'autant plus grands, qu'il est le seul a y pourvoir et que ceux-là qui en sont l'objet en ont moins de souci, et sont eux-mêmes des causes de danger.

L'asile d'aliénés est un monde, les formes de folie représentent les caractères divers qui distinguent les hommes, et le médecin doit être le chef, l'arbitre, en même temps que l'ami et le défenseur de tous. Mais pour accomplir une œuvre utile, il a besoin de rencontrer à ses côtés des dévouements absolus et un égal désir de servir ces êtres les plus malheureux sans contredit, qui ne sont plus des hommes mais qui peuvent, grâce à une sollicitude active et dévouée, le devenir encore.

Cette partie de notre mission peut, à un autre point de vue être considérée comme un champ de bataille : quelques-uns parfois succombent à la peine et voyent leur intelligence sombrer pour jamais au spectacle incessant de la décadence de l'homme ; d'autres, — je ne sais s'ils sont les plus malheureux, — saisis par la mort au milieu de leur œuvre de sacrifice, sont tombés victimes de l'assassinat par la main d'un forcené armé d'un instrument de travail. Et ce ne sont pas là des épisodes de romans, mais des traits d'histoire d'hier et qui peuvent, au milieu d'un continuel danger, se reproduire demain.

Mais voici venir des situations plus fécondes encore en occasions de dévouement.

On ne conteste nulle part que l'une des carrières les plus honorées et les plus dignes de l'être, par le sacrifice qu'elle impose, ne soit la carrière des armes. Le médecin aussi appartient à l'armée ; on le voit au poste du danger toujours prêt à porter secours là où le choc est plus terrible, la lutte plus acharnée ; aussi, malgré le respect qu'il inspire dans les deux camps, tombe-t-il quelquefois victime de coups qui ne lui sont pas destinés. Il est rare que les bulletins de nos grandes batailles ne portent pas, à côté des noms les plus braves, ceux de nos collègues qui ont fait par l'audace du dévouement l'admiration de leurs chefs.

Mais le danger pour nous n'est pas là seulement : l'inviolabilité des ambulances et le respect des blessés n'est pas toujours observé ; on a vu quelquefois le vaincu, dans sa fureur coupable, s'acharner de bien loin à frapper des lieux qu'abritait le drapeau de la neutralité. La société a flétri depuis longtemps de pareils actes à l'égal des crimes; il y a des lois internationales tacitement convenues qui ne permettent pas la violence contre un ennemi par terre; la France n'a jamais cessé de respecter ces lois, elle a eu parfois à souffrir de leur infraction par ses adversaires, et plus d'un des nôtres est tombé victime malheureuse au moment peut-être où il sauvait la vie au frère d'armes de son meurtrier. Car, vous le savez, il n'y a pas pour le médecin de nationalités distinctes, il n'y a que les blessés, et le droit à la priorité de son dévouement c'est la gravité du mal et l'urgence même de ses soins pour conserver la vie.

Quelque terrible que soit la mêlée des batailles, il y a pour le médecin un autre champ de sacrifices plus terrible encore.

Le soldat, du moins, au plus fort du combat peut regarder son ennemi en face, il peut répondre coup pour coup à celui qui le frappe; nous savons combien la lutte contre un ennemi invisible est plus affreuse.

Cependant c'est là notre partage dans l'une des phases de notre carrière la plus pénible, la plus dangereuse qui soit: J'ai désigné la mission du médecin dans les épidémies.

Longtemps avant d'avoir à déployer son zéle contre un de ces fléaux qui frappent les peuples de stupeur, le médecin, suit d'un regard impassible et calme, sa marche envahissante; il observe ses progrès, compte tous ses pas, suppute son parcours et les espaces qu'il franchit; il prévoit quelquefois ses stations prolongées, ses déviations qui frappent de surprise, ses retours en arrière et enfin ses bonds prodigieux qui le font éclater soudain là où on était loin de l'attendre.

Mais en épidémie comme en bataille, la peur est le premier danger, et au lieu d'attendre l'ennemi, il est mieux, nous le savons bien, de l'aller trouver. C'est aussi la tactique du médecin.

Le mal vu de près paraît quelquefois moins terrible qu'observé de loin, et l'enquête ouverte à son premier foyer fait souvent reconnaitre la présence de conditions qui rendent son invasion moins étonnante, et nous laissent l'espoir que, ces causes n'existent pas autour de nous, nous pourrons le voir passer sans éclat sur nos têtes ou du moins revêtir de formes moins dangereuses.

Car, si meurtrière qu'elle soit, une épidémie peut passer rapide comme l'éclair sur des lieux où elle ne trouve pas d'éléments de séjour; et nous pouvons le plus souvent en diminuer les tristes ravages et surtout la longue durée en détruisant, grâce aux soins de l'hygiène, les foyers d'encombrement et de malpropreté qui deviennent toujours et partout des centres de contagion; et ce bienfait que nous obtiendrons, espérons-le, de l'avenir, sera en bonne partie, l'œuvre du corps médical.

Enfin, l'invasion est accomplie, il n'a pas été possible de barrer le passage à l'ennemi. Le médecin est à son poste, il voit tout et pourvoit à tout; au milieu des plus terribles ravages il cherche toujours ce qui peut conjurer le mal, et, ne perdant jamais tout espoir, il n'hésite pas à demander aux affreux débris de la mort le secret de tant de victimes. Cette recherche, la plus dangereuse et la plus importante à la fois ne l'a jamais rebutée, et c'est à elle qu'on a dû une notion plus complète du mal et le succès parfois de médications jusques-là ignorées. Mais aussi que de victimes d'un pareil dévouement!...

Partout où sévit le fléau, dans la demeure confortable de l'aisance comme dans l'asile de l'indigence, dans nos hôpitaux comme dans les foyers les plus ardents de la contagion apparaît le médecin épuisant les ressources de la science, sinon pour arracher à la mort toutes ses victimes, du moins pour rassurer et pour prévenir les ravages de la peur.

Je ne veux pas dérouler ici le nécrologe des nôtres demeurés sur ces champs de batailles de nos dernières années; mais je puis dire que tous sont tombés la face tournée vers l'ennemi, et qu'à l'appel de tous les noms on pourrait répondre comme autrefois au nom de La Tour d'Auvergne : *Mort au champ d'honneur.*

Je pourrais m'arrêter ici avec le témoignage intime d'avoir accompli la tâche que je m'étais imposée, en vous montrant dans toute notre carrière professionnelle, des actes continus de sacrifices à la société ; je veux cependant y ajouter encore.

Il arrive d'ordinaire, dans le monde, qu'après avoir parcouru les deux tiers de la vie, après un labeur qui a absorbé les plus belles années de son âge mûr et avant de toucher à celui de la décadence, l'homme se croit en droit d'aspirer au repos. Il est bien rare qu'une vie d'ordre et de travail ne laisse pas, même à l'artisan, une réserve suffisante pour abriter dans la retraite les courtes années d'une honorable vieillesse ; c'est alors aussi que nous voyons les hommes les plus favorisés par cette puissance aveugle, qu'on nomme la fortune, consacrer les années d'une indépendance noblement acquise à l'exercice de charges qui ne sont qu'un dévouement continu à la société.

Mais nous, Messieurs, quand nous reposerons-nous? à quel point du cadran de la vie doit sonner l'heure de notre retraite? Je pourrais répondre par un seul mot : Jamais! j'aime mieux vous le démontrer.

Parmi nos confrères des grandes cités, il en est bon nombre pour lesquels le travail ardu, incessant, n'a jamais fait défaut; et cependant, parvenus à l'âge que je posais tout à l'heure, il leur manque l'indispensable, ce que l'ouvrier même a pu acquérir, grâce aux faibles exigences pour lui de la vie sociale, il leur manque l'aisance; et le rude labeur de l'autre âge devient forcément le lot de la vieillesse ; ils tomberont, ceux-ci, en en creusant le sillon.

Pour quelques-uns, les fatigues n'ont pas été moins grandes, et ils sont arrivés, je ne dirai pas à la richesse, mais à une belle position; il leur serait donc possible de donner au repos les jours de la vieillesse. Mais combien en connaissez-vous qui aient agi de la sorte? Je dis plus, combien en avez-vous connu qui aient vu commencer la vieillesse? Dans le corps médical les vieillards sont de rares phénomènes, et ce ne sont pas les grandes cités qui les présentent. S'il vous fallait des noms propres, je rappellerais à vos récents souvenirs ceux qui, il y a peu de temps, étaient encore au milieu de nous; Bailly, Murville, morts à peine sexagénaires; et dans le cercle de notre enseignement, Lestiboudois et Fabre n'ayant pas encore atteint cet âge; enfin, les deux derniers, les plus jeunes d'entre nous, frappés à l'improviste comme par la foudre. Mais les vieillards dans la retraite, je les cherche en vain. . . . .

Et puis, quand même nous voudrions décidément goûter ce repos, je le déclare impossible au sein de la société où s'est usée notre carrière. La confiance qu'inspire le médecin progresse avec l'âge; on attribue à l'expérience et à l'observation une habileté d'appréciation, une certitude de discernement que l'on refuse d'ordinaire à la jeunesse même la plus intelligente et la plus studieuse; il arrive, dès lors, que c'est vers la fin de son âge mûr que le médecin est le plus recherché. Comment voulez-vous qu'il se repose? lui qui compte dans tous ceux qui l'entourent autant de cœurs amis, pourrait-il jamais se séparer de ce qui lui est cher? Lui qui a goûté si longtemps le bonheur du dévouement, pourrait-il vivre privé de ce qui faisait la joie de son passé?

Quant au médecin des campagnes, que puis-je dire que vous ne sachiez tous mieux que moi?

Vous êtes pour la plupart destinés à accomplir votre mission au milieu de ces populations calmes et régulières, étrangères d'ordinaire aux soucis et à l'agitation des grandes villes; votre vie s'écoulera plus douce, plus tranquille, à l'abri de cette endémie qu'on nomme l'ambition, et de ce ver rongeur qu'on appelle l'envie, au milieu peut-être de vos concitoyens, vos protecteurs et vos amis. Vous aurez à subir plus de fatigues, pour recueillir moins de fruits; mais vous aurez aussi moins de besoins; la société vous impose peu d'exigences, et, avec des ressources restreintes, vous pouvez sans peine tenir le rang d'honneur qui vous appartient. Vous arriverez infailliblement, par l'ordre et le travail, à grouper pour l'avenir les ressources de l'aisance, à la condition toutefois que le goût du luxe des villes et de jouissances inconnues autour de vous ne viendra pas troubler votre repos et briser votre bonheur.

Mais parvenus à ce point, avant que les infirmités de la dernière étape ne vous l'imposent forcément, pourrez-vous vous décider à réclamer le bénéfice de la retraite?

Dans cette existence régulière que je vous supposais tout à l'heure, vous arriverez sans doute, comme bon nombre des habitants de nos campagnes, à goûter les prérogatives d'une vigoureuse et tardive vieillesse; vous voudrez, à leur exemple, continuer cette vie de travail à laquelle ils doivent leur bonheur. Comment d'ailleurs, praticien expérimenté, pourrez-vous jamais refuser le tribut de votre dévouement à tant de familles au sein desquelles vous ne comptez que des amis, et qui toutes vous doivent le salut d'une mère, la santé d'un père ou la conservation d'un enfant?

Je vous le prédis donc, Messieurs, vous ne vous reposerez jamais....

Et maintenant que viennent de passer devant vous toutes les phases de la carrière médicale, vous pouvez apprécier la gravité de la charge qui va vous être imposée. Mesurez encore, si vous le jugez bon, ce que vos épaules peuvent soutenir; et si le fardeau vous paraît trop lourd, si la perspective d'une dignité éminente ne vous élève pas à la hauteur du sacrifice incessant que réclame de vous la société, retirez-vous plutôt; je ne connais rien de plus triste qu'un médecin sans cœur. J'ajoute même que vous seriez malheureux; car vous occuperiez, dans l'ordre social, une place qui ne vous appartient pas; et il vaudrait mieux pour tous, vous voir grossir encore le chiffre, trop lourd déjà, de ces êtres non classés qui fatiguent le monde de leur nullité et de leur ennui.

IV

Mon œuvre touche à sa fin, et il m'est permis de vous demander si l'homme qui remplit près de vous la mission dont je viens de retracer les traits, mérite bien l'honneur de vos respects; si la profession qui s'impose tant de sacrifices peut se croire revêtue de cette auréole de dignité qui appartient aux hommes vraiment utiles.

Nous voyons sans étonnement la société entourer de sa vénération ceux qui marquent leur passage par le dévouement à la science; car l'étude de la science est la plus belle prérogative de l'homme, elle le grandit à ses propres yeux et doit l'élever, par une connaissance plus profonde des choses de la création, à des notions plus belles et plus pures du Créateur.

Mais si tant de mérite revient au seul dévouement à la science, quelle sera la valeur de cetui qui y ajoute le sacrifice de lui-même au bien-être et au salut de ses frères dans la famille humaine?

Laissez-moi vous citer, pour finir, quelques lignes en témoignage de la grandeur de ce double dévouement.

Les premières sont d'un homme qui a été toute sa vie un modèle de courage et d'érudition. Son existence tout entière doit être pour les hommes qui cultivent le champ de la science une grande mais triste leçon. Parvenu au déclin de la vie, aveugle, paralysé et pauvre, il épanchait dans ce passage bien connu les sentiments de son cœur :

» Si, comme je me plais à le croire, l'intérêt de la science est compté au nombre des grands intérêts nationaux, j'ai donné à mon pays tout ce que lui donne le soldat mutilé sur le champ de bataille. Quelle que soit la destinée de mes travaux, cet exemple, je l'espère, ne sera pas perdu. Je voudrais qu'il servît à combattre l'espèce d'affaissement moral qui est la maladie de la génération nouvelle; qu'il pût ramener, dans le droit chemin de la vie, quelqu'une deces âmes énervées qui se plaignent de manquer de foi, qui ne savent où se prendre et vont cherchant partout, sans le rencontrer jamais, un objet de culte et de dévouement.

» Pourquoi se dire avec tant d'amertume que, dans le monde constitué comme il l'est, il n'y a pas de l'air pour toutes les poitrines, pas d'emploi pour toutes les intelligences? L'étude sérieuse et calme n'est-elle pas là? et n'y a-t-il pas en elle un refuge, une espérance, une carrière à la portée de chacun de nous? Avec elle, on traverse les mauvais jours sans en sentir le poids, on se fait à soi-même sa destinée, on use noblement sa vie.

» Voilà ce que j'ai fait et ce que je ferais encore; si j'avais à recommencer ma route, je prendrais celle qui m'a conduit où je suis. Aveugle, et souffrant sans espoir et presque sans relâche, je puis rendre ce témoignage qui, de ma part, ne sera pas suspect : il y a au monde quelque chose qui vaut mieux que les jouissances matérielles, mieux que la fortune, mieux que la santé elle-même : c'est le dévouement à la science. »

Le dévouement à la science! Cela est beau, cela est grand, sans doute, mais je connais une beauté et une grandeur qui l'emportent encore: je ne me défends pas, je l'avoue, d'un sentiment plus affectueux au souvenir d'un homme dévoué aussi à la science de l'histoire et de la philosophie, et dont l'Espagne, il y a deux ans à peine, regrettait vivement la perte : « Peut-être, écrivait Donoso-Cortès, n'y a-t-il eu dans ma vie qu'un seul sentiment agréable à Dieu : jamais je n'ai regardé un pauvre sans penser que je voyais en lui un frère. »

Le dévouement à la science n'est pas demeuré toujours d'ailleurs le dernier refuge et le dernier espoir d'Augustin Thierry; quelques années après avoir écrit les lignes que je viens de retracer, lui aussi a porté au-delà de la science les regards de son âme, et a cherché plus haut l'objet de son culte et de ses affections.

Et nous, Messieurs, les fils de cette doctrine sociale, dont tout à l'heure, feignant d'ignorer sa présence, je saluais l'avènement de mes plus chères sympathies, et qu'on pourrait nommer, sans crainte d'erreur, la doctrine du sacrifice; nous qui, grâces à elle, vivons au sein d'une société dans laquelle l'esprit d'abnégation anime tout ce qui nous entoure, nous ne prendrons pour mobile de nos actes ni l'amour de la gloire, ni le désir des honneurs, ni les aspirations à l'estime des hommes; nous porterons plus haut et plus loin nos espérances, et, recueillis dans le charme de cette croyance que, dans le dernier des hommes nous voyons un frère, nous dirons hardiment : Il y a au monde quelque chose qui vaut mieux que le dévouement à la science, c'est le sacrifice par amour de l'humanité.

LILLE. — IMPRIMERIE DE LEFEBVRE-DUCROCQ, RUE ESQUERMOISE, 57.

www.ingramcontent.com/pod-product-compliance
Lightning Source LLC
LaVergne TN
LVHW050506160826
845677LV00003B/976

* 9 7 8 2 3 2 9 6 4 8 5 3 8 *